CATHÉTÉRISME FORCÉ.

LETTRE CHIRURGICALE

A M. MAYOR (DE LAUSANNE),

Docteur en chirurgie,

PAR

A. VIDAL (DE CASSIS),

Professeur agrégé à la Faculté de médecine de Paris, Chirurgien du Bureau central des hôpitaux de Paris, Chevalier de l'ordre royal de la Légion-d'Honneur, Membre de la Société Médicale d'émulation, etc.

Prix 1.f 50

PARIS,

LIBRAIRIE DES SCIENCES MEDICALES

DE JUST ROUVIER ET E. LE BOUVIER,

RUE DE L'ÉCOLE DE MÉDECINE, 8.

1836.

CATÉCHISME [illegible]

Imprimerie de MOESSARD, rue Furstemberg, 8.

LE DR VIDAL (DE CASSIS),

AU Dr MAYOR (DE LAUSANNE),

Monsieur et cher confrère,

Vous avez proposé de traiter les retrécissemens de l'urètre avec des sondes ou cathéters, dont le premier numéro a deux lignes de diamètre, et le plus grand quatre et demie. Vous avez avancé cette proposition : « Plus le retrécissement est » prononcé et opiniâtre, en d'autres termes, plus l'urètre » offre des difficultés au cathétérisme et à la libre excrétion » des urines, plus aussi j'ai soin de m'armer d'un cathéter de » plus en plus volumineux, etc., etc. » (Pag. 7 et 8.)

De pareils principes présentés sous une forme aussi paradoxale et par un homme qui s'est fait un nom dans la science, devaient exciter l'attention des chirurgiens et ouvrir un vaste champ à l'expérience et à la critique ; j'y suis entré de bonne foi, j'ai fait la critique (1) et M. Sanson a expérimenté. MM. Laugier, Chaumet, Boinet se sont réunis à nous, et il nous a été impossible d'arriver aux conclusions pratiques que vous avez données. Vous paraissez profondément affligé de ce résultat et vous n'êtes pas le seul ; pour ma part, il m'en coûte de dire la vérité, quand elle doit déplaire à un confrère, ce qui ne m'empêche pas de la dire. Dans l'impossibilité de réfuter nos raisonnemens et de dé-

---

(1) Je prends le mot critique dans le sens le plus scientifique et le plus honorable. Je me suis borné à ce rôle dans mon premier travail ; mais ayant eu l'honneur de remplacer M. Breschet à l'Hôtel-Dieu de Paris, j'ai expérimenté, comme vous pourrez vous en convaincre plus tard.

truire les faits, vous avez jugé convenable d'ajouter 37 notes à votre nouvelle édition, avec des personnalités qui pourraient paraître offensantes si le style en était moins amusant. Vous ne vous contentez pas, mon cher confrère, de déplacer les idées, vous déplacez encore les expressions, c'est le comble du génie. Malheureusement à cette hauteur, on court risque de ne pas être compris, de là beaucoup de mécomptes. Cependant je vais faire tous mes efforts pour saisir le sens de ce que vous paraissezconsidérer comme une réfutation; il est bon de revenir souvent sur la question du traitement des strictures de l'urètre, c'est une des plus importantes de la chirurgie Vous me permettrez, mon cher confrère, de ne pas imiter votre langage; j'en suis d'ailleurs incapable; aussi ne déplacerai-je rien, je chercherai au contraire à mettre toutes choses et chacun à sa place, comme on le dit vulgairement. S'il m'arrive de citer quelques-unes de vos phrases, j'aurai soin de choisir celles que vous affectionnez le plus; il en est que je ne vous rappelerai pas, car dans ce moment, j'en suis persuadé, votre cœur les désavoue. Vous le voyez, mon cher confrère, me voilà dans les meilleures dispositions du monde pour discuter avec vous.

Mon examen de la première édition de votre mémoire sur le cathétérisme simple et forcé, se compose de deux articles insérés dans le Journal Hebdomadaire. Le premier comprend l'état de la science sur l'anatomie pathologique des retrécissemens (n° 51, 1835 et n° 2, janvier 1836); il contient quelques faits inconnus, et peut-être y trouvera-t-on des vues nouvelles sur la formation des retrécissemens qui ont lieu après les petits abcès des environs de l'urètre, et sur les retrécissemens par atrophie. Il est nécessaire avant d'entamer une discussion d'avoir une base; je l'ai empruntée à l'anatomie pathologique, quoique je sache que c'est pour vous un pur luxe; d'ailleurs dites-vous (pag. 15): « Je me déclare in» compétent et tout à fait inhabile pour éclairer mieux cette » branche intéressante de la chirurgie. » Vous auriez dû trouver bon alors qu'un autre fit pour vous ce travail; vous aviez mille raisons pour cela.

C'est dans la seconde partie de mon mémoire que commence la critique. Pour étayer vos opinions, vous vous étiez servi de l'analogie et des faits. J'ai prouvé que l'analogie était contraire à votre méthode, que les faits invoqués par vous étaient incomplets, que d'autres semblaient militer contre l'exagération de vos principes et j'ai dit, en terminant, que s'il était possible de prévoir, d'après les données que je possédais, les résultats des expériences ultérieures, on pourrait arriver à cinq conclusions que je pose nettement. Toutes tendent à faire admettre vos cathéters dans la pratique chirurgicale, mais à titre de complément des autres moyens et non à leur exclusion. Vous voyez toute la réserve qu'il y a dans ces paroles; j'ai cherché à faire de la question qui s'agite une question de bon sens chirurgical, si elle prenait une allure toute différente, qui devrait-on en accuser?

Vous dites à qui veut l'entendre : Si vous aviez un lavement à donner, choisiriez-vous une très grosse ou une très petite canule? on a choisi la très petite, vous préférez la très grosse; quant à moi, je demande la moyenne à laquelle vous ne pensiez pas. Me voilà donc plus près de vous que les autres chirurgiens; c'est probablement pour cela, monsieur, que dans vos notes, ma part d'aménités est beaucoup plus forte que celle des confrères qui, comme moi, ont eu le malheur de ne pas être tout à fait de votre avis. Vous vous félicitez, avec raison, de la sensation qu'a produit votre premier mémoire : Je vous dirai que cette sensation n'a pas été diverse, elle a été une. D'avance vous avez vu fondre sur « vous les petites passions, l'amour-propre froissé, la partialité; » (p. 4 de l'introduction.) Vous n'avez nullement l'intention, je pense, de me désigner ici, ni les confrères que j'ai nommés; car aucun de nous n'appartient à la spécialité, et je vous garantis qu'aucun de nous aussi n'a senti son amour-propre blessé, parce qu'on a proposé de sonder les malades avec des cathéters de 4 lignes 1/2 plutôt qu'avec des sondes ordinaires. Quelque chose a été blessé dans une pareille exagération, mais ce n'est pas notre amour-propre. Pour ce qui est des petites passions et de la partialité, cette lettre vous prouvera à quel point j'en suis possédé, tandis que vos notes diront que vous en êtes parfaitement exempt. Souvenez-vous, mon cher confrère, que vous avez beaucoup loué ce passage de mon travail : « Au-dessus des questions » scientifiques et de vanité chirurgicale, il y a une question » d'humanité qu'il ne faut jamais perdre de vue. » Cette phrase est répétée vers la fin de votre brochure, et je vous assure qu'avant d'y arriver, j'étais tenté de croire que vous ne l'aviez pas lue. Que diront les spécialistes qui ont fait ou qui croient avoir fait des découvertes en cautérisation, en scarification, en injections forcées, quand ils liront que tout cela n'est « qu'un gachis » (pag. 13). Je connais tel chirurgien que vous louez souvent, qui ne vous pardonnera jamais d'avoir si dignement caractérisé l'ensemble des moyens que vous n'approuvez pas. Les injections forcées méritaient de faire exception.

Vous avancez (pag. XVII) un principe qui pourra trouver des contradicteurs, parmi lesquels je me range. Vous dites : « Les obstacles à la libre excrétion des urines, s'ils ne tien» nent pas à un vice de l'innervation, sont matériels ou » mécaniques. » Eh bien, cette proposition ainsi présentée n'est pas admissible, et si l'on voulait la creuser on y trouverait la source des exagérations auxquelles vous avez été entraîné malgré vous. Il n'y a pas d'obstacle qui tienne entièrement à un vice de l'innervation, il n'y en a pas qui soient essentiellement mécaniques; toujours ceux-ci sont compliqués de spasme, et si vous ne tenez pas compte de cet élément de la maladie, votre thérapeutique deviendra meurtrière; car vous agirez sur l'urètre comme sur un canal inerte, vous ne verrez qu'une élasticité à vaincre, un ressort à fatiguer, et selon vous la meilleure méthode sera de comprimer fortement avec les moyens les plus énergiques et les plus résistans.

Vous portez très haut les avantages de la compression; vous vous écriez : La compression avant tout et pour tout (p. 20). Je ne vous chicanerai pas sur ce qu'il y a de trop absolu dans cette proposition, car j'admets la compression comme le meilleur moyen de traiter les retrécissemens; mais reste le choix des procédés, et là commence la divergence qui finit par vous placer très loin des principes avoués par la saine observation. Le désaccord sera bien plus complet quand on lira que la compression est le procédé le plus facile, le plus simple, le plus commode ; tandis que ce sont les difficultés dans l'emploi de ce procédé qui font qu'il est trop rarement mis en usage. Ces mêmes difficultés ont soulevé des discussions non seulement pour ce qui a trait à la thérapeutique des retrécissemens, mais sur la compression comme méthode applicable à la guérison d'autres maladies. Je suis fâché, mon cher confrère, que vous invoquiez les résultats obtenus par Dupuytren, à la suite de l'opération de la fistule lacrymale par la canule, comme venant à l'appui de votre cathéterisme forcé. Certainement il y a beaucoup à puiser dans l'école de Dupuytren, et heureux les chirurgiens qui ont pu suivre longtemps un si grand maître ; mais on est bien mal avisé quand on choisit précisement le côté par où pêche cette école. Les opérations de fistules lacrymales par la canule se faisaient, pour ainsi dire, à la porte de l'Hôtel-Dieu ; c'étaient des mystifications continuelles dont les élèves de première année étaient seuls dupes : aussi suis-je étonné qu'un esprit aussi fin que le vôtre s'y soit laissé prendre. Dupuytren enfonçait la canule dans le canal nasal ou ailleurs, pourvu que ce fut fait promptement, il renvoyait immédiatement les malades qu'il ne revoyait plus ; mais on pouvait les observer plus tard dans les autres hôpitaux avec des accidens ou avec leur fistule. Imitez plutôt Dupuytren laissant la bougie sur le retrécissement pour y déterminer une dilatation vitale. Je sais que pour vous ce sont là des petitesses et des futilités (pag. xxv.) Ce sont cependant de pareilles petitesses et ces futilités qui ont fait un si grand nom au chirurgien de l'Hôtel-Dieu.

Vous terminez votre introduction en disant que les critiques n'ont rien changé en vous, que vous êtes le même que l'année passée. Vous vous trompez, mon cher confrère, plus tard je vous prouverai qu'il s'est opéré en vous des modifications très importantes ; vous êtes évidemment dans le progrès.

Votre première note est surtout consacrée à une discussion

avec M. Laugier. Je crois pouvoir vous annoncer que mon collègue est dans ce moment-ci dans l'intention de vous répondre; s'il met ce projet à exécution, je pense que vous aurez tout lieu d'être satisfait. Vous dites qu'une fois votre méthode répandue on s'empressera d'y recourir et on traitera le mal bien avant qu'il ne soit parvenu à l'extrême. Je crois, en effet, que dans les cas de rétrécissemens récents, vos cathéters seront moins dangereux et je l'ai exprimé dans mon 2e article; mais si j'en juge par l'effet que produisent sur l'esprit des malades ces énormes lingots d'étain, je crois aussi qu'il y a à craindre tout le contraire de ce que vous espérez. Vous parlez vous-même de cette aversion des malades. D'ailleurs la désertion de la salle Ste-Jeanne de l'Hôtel-Dieu est un fait connu; il s'est passé pendant que M. Sanson en dirigeait le service, il s'est reproduit dans la même salle il n'y a pas une semaine, quand j'ai voulu expérimenter votre méthode.

J'ai entendu un vieux soldat s'écrier : Plutôt la mort que ces sondes. Cependant il n'avait été fait qu'une seule tentative avec le plus petit numéro. De pareilles scènes se sont passées en public; j'y reviendrai, quelle que soit la douleur que j'éprouve à les raconter. Comment voulez-vous qu'on aille plutôt vers le chirurgien armé de ces instrumens? au contraire les malheureux malades ne s'y décideront qu'au dernier moment. Les lithotriteurs prétendent aussi qu'une fois leur méthode connue on agira sur des pierres commençantes et qu'il sera plus facile et moins dangereux de les détruire. Ce n'est pas ici le lieu de dire comment ces chirurgiens se trompent; mais il y a dans leur erreur un semblant de vérité qu'on chercherait en vain dans la vôtre. On n'a jamais vu qu'à l'aspect d'une bougie un malheureux malade sans asile demande à sortir du premier hôpital de France, là où il reçoit les soins les plus assidus. Tous les jours vos sondes produisent cet effet, elles font fuir ces malades.

Vous revenez dans la note 5 à ce qui s'est passé dans le service de M. J. Cloquet, vous avez obtenu un succès facile que vous proclamez; mais d'autres parlent d'une mort évidemment due aux cathéters dirigés par votre main habile. Quand il est question des dangers de votre méthode on évoque cette mort qui a eu lieu dans cette même clinique qui a été, selon vous, le théâtre d'un de vos triomphes.

Votre note 7 est fort remarquable, vous parlez de la facilité qu'il y a d'attaquer les retrécissemens du méat urinaire par tous les moyens connus. Mais, dites-vous, « je me suis » servi entr'autres et avec succès d'un moyen fort doux, » lorsque j'avais affaire à des individus délicats ou poltrons. » Ils poussaient eux-mêmes dans l'urètre de petites chevil- » les faites avec la racine de guimauve préalablement mouil- » lée, et ils les laissaient se gonfler après que déjà elles » étaient enfoncées et serrées dans l'orifice rétréci.» Je suis si satisfait de ce passage que je n'ose y signaler une forte contradiction avec vos principes. Oui, agissez toujours par des moyens doux, considérez tous les malades comme délicats et poltrons; avec cette opinion, vous leur serez plus utile qu'en les considérant comme des êtres insensibles. Je suis de votre avis quand vous réprouvez la cautérisation; mais ici encore vous me permettrez d'être moins exclusif que vous. Vous dites très bien qu'il ne viendra à l'idée de personne de cautériser le méat urinaire pour vaincre son retrécissement, et vous avez quelque droit de vous étonner qu'on emploie alors le caustique pour les retrécissemens profonds. Les faits démontrent que cette cautérisation du méat augmente le retrécissement comme la cautérisation de l'orifice du vagin dans les cas de chancres le rétrécit; c'est une observation que j'ai faite pendant que je dirigeais un service chirurgical à l'hôpital du Midi. Mais il ne faut pas, pour cela, proscrire la cautérisation, car elle peut remplir certaines indications que vous comprendrez facilement. Vous savez que sur le point rétréci il y a toujours plus ou moins d'inflammation, que la stricture est sous l'influence de cette phlogose d'une nature particulière; eh bien, par la cautérisation vous pouvez éteindre cette inflammation. Mais alors le caustique ne devra pas agir profondément, il sera seulement promené sur le point malade. Pourquoi, d'ailleurs, vouloir priver la thérapeutique d'un moyen qui a obtenu des succès incontestables entre les mains de quelques chirurgiens habiles, tels que Ducamp, MM. Sanson, Pasquier, Segalas et autres? Ne vaut-il pas mieux étudier comment ces praticiens l'emploient et chercher à les imiter, quand ils font bien. Sans doute, il est des cas ou le nitrate d'argent doit être rejeté; il est très vrai, je le répète, qu'il augmentera le retrécissement s'il agit profondément, s'il produit une brûlure suivie d'une inodule; mais de cette exagération à la cautérisation bien entendue, il y a la distance qui se trouve entre la bougie n° 1 et votre énorme cathéter de 4 lignes 1/2 d'épaisseur.

Dans la note 8 vous revenez complaisamment sur l'analogie que vous avez si heureusement trouvée entre l'accouchement et le cathétérisme. Je crois avoir suffisamment prouvé qu'elle était plutôt favorable aux corps dilatants élastiques. Vous vous plaignez de l'unanimité qui s'est manifestée sur la fausseté de cette analogie, et vous dites avec quelque amertume que MM. Laugier, Boinet et moi avons voulu vous faire la leçon. A tout âge, monsieur, on peut recevoir des leçons, mais il n'est pas permis à tout âge d'en donner; et s'il vous était arrivé, après avoir fourni une si longue carrière, de commettre quelques écarts que j'appellerai littéraires, pour ne pas les qualifier autrement, je ne songerais pas à vous faire la leçon, je ne pourrais que vous plaindre; je suis persuadé que mes jeunes confrères sont dans ces mêmes sentimens.

Je vous ai dit qu'il y a progrès chez vous et j'en trouve la première preuve à la fin de la note citée. Vous parlez de modération, de certaines bornes qu'il ne faut pas franchir. « C'est un petit avis, dites-vous, qu'il n'est point » inutile de donner à de certains opérateurs. » Je ferai remarquer que vous êtes parmi les opérateurs qui ont essayé les cathéters à Paris, et que vos malades ont éprouvé des accidens, ce qui ne vous était jamais arrivé pendant 35 ans de pratique. Quand vous avez écrit ce passage, je n'avais pas encore expérimenté votre méthode; je l'avais seulement jugée du fond de mon cabinet, comme vous le dites, sans mauvaise intention. Ainsi l'avis n'est pas pour moi; d'ailleurs, j'ai assez fait de la modération dans mon travail pour qu'on ne puisse supposer qu'il soit à mon adresse : il est donc à la vôtre et à celle de M. Sanson. Cet habile chirurgien, dont la prudence est proverbiale, n'en aura que faire; de sorte que cet excellent avis vous revient tout entier.

Dans la note 9 vous revenez à votre canule, et vous me faites une malice très spirituelle; vous dites : «J'aime mieux boire, etc., cela m'importe peu; ce qui m'importe (car j'ai toujours présents à l'esprit les intérêts de l'humanité), c'est que vous trouviez ma proposition «la plus sensée» (pag. 102). Elle tend à rejeter ce qu'il y a de trop absolu soit de votre côté soit du côté de vos antagonistes; je suis pour « la moyenne,» je n'en sortirai pas; vous venez à moi, tant mieux, je constate encore ce progrès. Je ne vise pas au brillant en chirurgie, je vise à ce qu'il y a de sensé, comme vous le dites fort bien, c'est-à-dire que je veux guérir; il me faut donc entrer dans les détails, car la pratique ne vit que de cela : aussi ai-jé été très étonné de vous entendre dire que nous ne devions pas vous attaquer sur les détails, qu'il fallait s'en prendre à l'ensemble. Oui, si nous avions voulu opposer des généralités à des généralités, du vague à l'obscur. La critique, pour avoir une certaine valeur, doit surtout analyser les faits, peser tous les détails, puis viennent les doctrines; c'est la marche que j'ai suivie. Je sais qu'une pareille critique est un grand dissolvant, que peu de systèmes y résistent; mais que voulez-vous y faire? la vérité l'exige, elle ne se montre qu'à ce prix. Il lui faut des sacrifices, vous serez obligé de lui en faire beaucoup : mais la fin de la note 9 prouve que vous êtes en mesure et dans les meilleures dispositions pour cela, car vous provoquez de nouveau MM. Sanson, Laugier, Boinet et moi; «vous voulez « vous éclairer ou nous édifier, et vous êtes resigné, dites-« vous, à tout sacrifice d'amour-propre» (pag. 104): ce que nous n'aurions jamais osé exiger de vous.

Encore un progrès; dans la note 11, vous dites aujourd'hui très explicitement qu'il est des cas où vos cathéters ne sont pas admissibles ; qu'ils ont cela de commun avec le kinkina, avec le forceps. Vous revenez, à la note 12, sur l'observation de M. Duparque ; il s'agit d'un rétrécissement du vagin chez une femme grosse, qui aurait été parfaitement dilaté par la tête de l'enfant, au moment de l'accouchement ; mais en rapportant l'observation de cet accoucheur, vous notez que des éponges préparées avaient été préalablement employées pour dilater cet étroit passage. Hé bien, ces éponges ont agi comme nos moyens ordinaires de dilatation, comme les bougies élastiques. De sorte que ce fait est encore favorable à la doctrine que vous combattez ; si avant de l'admettre, vous l'aviez suffisamment analysé, peut-être lui auriez-vous trouvé une toute autre signification que celle que vous lui donnez et en auriez-vous fait un tout autre usage.

Je fais à peu près tous les frais de votre note 13. J'ai dit dans mon second article : «Jamais on ne devra faire un cathétérisme « forcé. Cette épithète n'est pas chirurgicale. » Vous admirez cette sentence, et vous voudriez la voir écrite en lettres d'or. Permettez-moi de vous dire que vous ne la comprendriez pas mieux pour cela, puisque vous croyez que je veux bannir toute puissance physique de la thérapeutique chirurgicale. Mais les bons praticiens m'ont compris, car ils savent que les tours de force n'ont aucune application en chirurgie, et que faire quelque chose de forcé, ce n'est pas sagement et méthodiquement employer la force.

Ainsi rien de forcé, rien par violence, c'est elle que j'exclus ; je ne la veux nulle part, tandis que vous la placez partout. Mais pour cela, je ne me crois pas, comme vous le dites, destiné à faire école ; il me manque toutes les qualités nécessaires, une surtout que vous possédez à un très haut degré ; ceux qui liront votre mémoire la rencontreront à toutes les pages. Cependant vous criez très haut : « M. Vidal de Cassis « semble être prédestiné pour nous doter d'une semblable « doctrine. Et, au fond, pourquoi la chirurgie ne marcherait-« elle pas à l'égale de son orgueilleuse sœur? Pourquoi n'aurait-« elle pas aussi son Hahneman? La France aura fourni l'opé-« rateur aux mains gantées, aux impressions infinitésimalement

« imperceptibles. L'homœopathie instrumentale, ou pour « mieux dire, l'adinamotechnie chirurgicale n'est plus un « rêve, n'est plus un de nos pieux désirs! M. Vidal en a fait « la découverte, et son adynamomètre faisant l'effet de la tête « de Méduse sur tous les dynamophiles, va être offert aux mânes « d'un illustre maître, afin de les rassurer sur le sort futur « de son art. » Je ne m'arrêterai pas ici, mon cher confrère, pour vous complimenter sur le bon goût qui relève cette fine plaisanterie; si je pouvais prendre ces phrases au sérieux, je vous dirais que vous avez parfaitement deviné ma tendance. Oui, je préfère, en chirurgie, les petits aux grands moyens, la douceur à la brutalité; oui, il y a une école qui vous domine encore et que je voudrais voir tomber; c'est celle qui a imaginé les tortures auxquelles on soumet ces malheureux fracturés; c'est celle qui la première a prononcé le mot cathétérisme forcé que vous avez copié; c'est celle qui avait érigé la violence en principe. Elle avait pour chef une de nos gloires nationales; pour interprête, la plume la plus éloquente de notre littérature; aussi le mal qu'elle a produit a été grand. Elle vous a fait oublier les bonnes traditions de l'ancienne académie de chirurgie; elle n'a vu le mal que dans ce qu'il avait de plus local et de plus matériel; elle a rompu l'unité organique; elle a tourné en dérision la médecine au lieu de l'appeler à son secours. Pour arrêter le développement de cette école, il a manqué à Sabatier l'enthousiasme de son art; avec un sens plus philosophique Boyer eût pu la modifier, et pour le réformer, il eût fallu à Dupuytren plus de temps et moins d'égoïsme. Cependant, la demi-flexion dans le traitement des fractures, la proscription absolue des sondes coniques, étaient le commencement de cette réforme que le temps finira par amener. Les bons principes, ceux de Pott, de J. Hunter, etc., de tous les grands pathologistes, fermentent dans l'esprit des jeunes chirurgiens qui sortent du concours; l'internat est la pépinière fertile qui est destinée à doter notre patrie d'habiles praticiens; c'est là qu'est la partie vive et l'avenir de la chirurgie française. Hé bien, interrogez les tous sur le cathété risme forcé, sur le taxis forcé, adressez-vous à l'Hôtel-Dieu de Paris, là où la mauvaise chirurgie a toujours échoué d'une manière éclatante ; sur ce théâtre élevé, où l'élite de la jeunesse vous observe, vous juge, et vous juge sévèrement ; là où Dupuytren est encore présent, parlez de vos cathéters, la réponse ne se fera pas attendre.

Dans votre verve de néologisme, vous m'appelez dynamophobe, et les membres de l'école que vous vous faites, sont des dynamophyles : Hé bien, j'accepte cette qualification. Oui, j'ai horreur de la force telle que vous l'employez ; mais il est des humains qui en ont une horreur plus grande encore, ce sont ces malheureux malades qui se souviennent de vos essais à l'Hôtel-Dieu et à Saint-Louis, de ceux de M. Sanson et des miens.

Vous dites que nous sommes les seuls à nous prononcer sur vos cathéters ; vous saurez que dans les actes publics de la Faculté, dans les cliniques chirurgicales il en a été question. M. Velpeau, vous ne l'ignorez pas, a fait une belle leçon sur ce sujet : il blâme vos exagérations, et ne trouve de bon dans votre méthode, que ce qu'il a conseillé lui-même dans sa Médecine opératoire ; c'est-à-dire, l'emploi des sondes ordinaires, plutôt qu'on ne le faisait généralement. J'ai appris avec la plus vive satisfaction, que M. Pasquier fils, que vous ne récuserez pas sans doute, renvoyait à mon examen ceux qui lui parlaient de votre méthode. L'adhésion de cet habile chirurgien, n'est pas la seule qui soit arrivée au journal hebdomadaire, et si un jour vous désiriez la liste des noms célèbres inscrits contre votre procédé, on pourrait vous donner cette satisfaction. Mais la plupart des bons esprits qui ont adhéré à mes conclusions, ont ajouté un correctif qui devait déplaire à ma vanité et à la vôtre ; on a dit que mon succès était incontestable, mais qu'il avait été facile, parce qu'il eût été plus difficile de soutenir une seule de vos propositions que de les renverser toutes. Vous le voyez, mon cher confrère, le triomphe ne peut jamais être complet, pour affaiblir ma gloire on abaisse votre talent, ce qui est injuste.

J'aurais désiré que toutes vos notes fussent aussi innocentes que le n° 19. Vous décrivez avec complaisance, et souvent avec bonheur, comment les quadrupèdes urinent; vous peignez admirablement les caprices de leur vessie qui se videra ou non, selon « qu'on siffle je ne sais quelle ritournelle, » c'est un tableau de genre que vous avez exécuté avec un beau talent. Poursuivez cette carrière, je vous y promets beaucoup de succès.

La note n° 20, n'est pas la seule que vous recommandez à ce pauvre M. Boinet, qui a eu la maladresse de publier vos revers. L'auriez-vous loué s'il n'avait fait connaître que ceux de son maître? Il est vrai qu'on doit beaucoup plus d'égards aux étrangers; et c'est enfreindre les lois de l'hospitalité que de dire dans un journal, qu'ils ont pu se tromper. Cette conduite envers vous est encore moins pardonnable, car vous gardez long-temps le souvenir des politesses qu'on vous a faites, et vous les rendez ordinairement, avec une urbanité dont M. Sanson devra vous tenir compte, s'il est tant soit peu sensible. Il n'aura pas lieu de se repentir de vous avoir cédé un instant ce tablier de l'Hôtel-Dieu, objet de toutes les ambitions chirurgicales. Je n'ai pas fait mention de vos attaques contre M. Chaumet, chirurgien distingué de Bordeaux. Comme moi, il a été assez mal avisé pour ne pas vous approuver entièrement, mais vous aurez de ses nouvelles, car il est homme d'esprit, et par conséquent quelque peu irritable.

Je vous vois avec peine reproduire les sorties que vous avez déjà faites dans la Gazette médicale, contre M. Sanson. Je doute que ce passage soit approuvé par un seul chirurgien, car tous ont l'orgueil de notre profession, et tous estiment un des hommes qui l'honorent le plus. Comment osez-vous parler des imprudences, des exagérations de M. Sanson; comment osez-vous lui dire : « Vous avez été plus royaliste « que le roi. » On pourra bien lui reprocher, dites-vous, de « s'être appliqué en quelque sorte, à gâter par une étrange « exagération, un procédé que déjà j'avais poussé suffisam- « ment loin. On sait assez, en effet, que tout auteur et in- « venteur, n'est déjà que trop disposé à abonder dans son « sens, à demander le plus pour avoir le moins, et que la

« prudence veut qu'on le suive plutôt que de le devancer. » Ainsi, vous saviez qu'il y avait exagération dans vos principes, car vous demandez le plus pour avoir le moins. Il faut donc que les cris de douleur des malheureux malades, vous arrachent cet aveu, ou pour mieux dire, il faut pour cela qu'un sentiment qui domine trop chez vous soit blessé. Monsieur, un praticien ne doit demander ni plus ni moins, il doit demander ce qui est vrai, et quand il sort sciemmment de la vérité, en conseillant l'usage d'un moyen dont les inconvéniens sont graves, il assume sur lui une responsabilité effrayante. Laissons aux poètes l'exagération de la pensée et de l'expression : ne vivant jamais dans le présent, leur domaine est le passé ou l'avenir, et leurs erreurs, que je sache, n'ont jamais causé la mort de personne. Mais nous, hommes du présent, hommes de science, hommes de pratique, sachons nous abstenir de toute exagération, car de nos écarts naissent des erreurs qui tuent. Il est vrai, qu'une fois ces exagérations avouées, ne serait-ce que dans une seconde édition, le mal peut être arrêté. Vous avez donc agi en homme de conscience en venant faire cet aveu ; ainsi, proclamons-le bien haut, vous avez demandé le plus pour avoir le moins : supprimons alors plusieurs de vos cathéters, revenons à mes conclusions, et surtout à ce passage de Rust, que vous avez bien fait de traduire, car il contient tout ce qu'il y a d'admissible dans votre méthode, il s'accorde parfaitement avec ce qui est enseigné et écrit depuis long-temps par MM. Velpeau et Sanson, etc. Méditons bien ce passage, et quand Rust nous parlera d'un gros cathéter, souvenons-nous qu'il s'agit d'un numéro élevé du gradomètre ordinaire et non du vôtre qui n'a pas été inventé par Rust. « Une circonstance, dit ce grand « praticien, qui doit être prise en grande considération dans « le traitement des strictures urètrales, et qui est contraire « à l'application des caustiques, c'est que ce mal est bien « plus souvent qu'on le suppose, non pas organique mais « dynamique. (Je recommande cette proposition à ceux qui « ont nié les rétrécissemens spasmodiques.) Ainsi, il m'est « fréquemment arrivé, lorsque personne ne pouvait intro-

« duire dans la vessie, une bougie ou une corde à boyau de « mince calibre, d'y faire parvenir, et sans difficulté un vo- « lumineux cathéter; et ailleurs, le professeur de Berlin « ajoute : On peut, au reste, s'expliquer mieux ce fait bien « connu, qu'un gros cathéter est souvent introduit avec fa- « cilité, tandis qu'une fine sonde entre d'autant moins pro- « fondement, qu'on s'efforce davantage de la faire avancer; « même dans les retrécissemens organiques, l'introduction « d'un cathéter d'un médiocre volume, est souvent plus fa- « cile à obtenir que celle d'une algalie plus petite ou d'une « sonde flexible. »

Voilà absolument les principes que j'ai soutenus, sans savoir qu'il existat en leur faveur une si grave autorité. Remarquez bien que Rust parle d'un cathéter d'un médiocre volume, et non d'un très gros calibre comme les vôtres. Ceci vient encore à l'appui de la note publiée par M. Chaumet : seulement, je trouve que ce chirurgien a tort de préférer l'argent à l'étain. Avec un volume égal à la sonde ordinaire, il faut un poids plus considérable, et on peut en se servant du métal que vous avez choisi, réunir ces conditions et celles d'un prix peu élevé. Une pareille considération n'est pas du tout à dédaigner, quand il s'agit de populariser un moyen; car c'est alors que la question d'économie doit surgir. Quand je parle de populariser un moyen chirurgical, je n'entends pas conseiller de le mettre entre les mains des gens du monde, mais bien à la disposition de tous ceux qui exercent l'art de guérir. Pour savoir ce que peut devenir le cathétérisme livré à des mains peu exercées, on n'a qu'à observer ce qui se passe dans les hôpitaux quand un malade est affecté d'une paralysie de vessie. Il n'y a pas de rétrécissement, le canal est on ne peut plus large; hé bien, presque toujours de fausses routes sont pratiquées, parce que le cathétérisme devant être fait très fréquemment, les élèves de toutes les classes l'entreprennent; tous ne peuvent l'exécuter convenablemeut, et le malheureux malade en souffre. Comment voulez-vous alors que des ignorans soient plus heureux que les jeunes gens qui se sont déjà plusieurs fois exercé sur le cadavre, qui ont appris les règles de cette opération et qui l'ont vu exécuter si souvent? C'est ici le lieu de citer un passage de la note 17 que je me garderai bien de commenter. Je ferai seulement remarquer que c'est un de nos doyens d'âge qui parle : « La chirurgie populaire saura s'en emparer (il est « question de votre méthode), et peut-être, ne trouvera-t-on « pas inconvenant, un jour, que des sages-femmes instruites « sachent en faire l'heureuse application dans certains cas « d'urgence. J'ai du moins eu à me féliciter plusieurs fois, « d'avoir à ma disposition les mains intelligentes d'une « épouse, d'une fille même, pour me suppléer dans des ré- « tentions d'urines *fort graves*, et où les secours étaient ou « trop éloignés ou trop souvent réclamés. Qui n'aurait pas « été touché par les larmes et la profonde émotion d'une *jeune* « *fille,* qui me racontait comment elle avait fait violence à ses « sentimens, afin de soulager *son* vieux *père, un vénérable ec-* « *clésiastique* » (page 225, note 17). Je vous ferai remarquer, mon cher confrère, que c'est la première fois que je souligne, et que je n'ai pas encore fait usage de ces points d'admiration que vous paraîssez affectionner d'une manière particulière, car vous en faites un bien fréquent usage; ce qui ne nuit en rien à l'excellent goût qui règne dans toute votre polémique.

J'ai dit que je m'abstiendrai de toute réflexion sur ce passage qui fera le plus grand plaisir à certaine secte qui met des femmes partout. Mais vous me permettrez de m'étonner qu'un procédé qui réussit entre des mains si peu exercées, présente tant de difficultés aux chirurgiens des hôpitaux. A tout instant vous blâmez M. Sanson d'avoir mal employé vos sondes : comment se fait-il donc que des praticiens qui font si bien l'opération de la hernie, qui pratiquent la pupille artificielle, qui vont découvrir à des profondeurs considérables les vaisseaux à lier, échouent quand il s'agit d'un cathétérisme que le beau sexe sait si bien faire? Remarquez que c'est dans les cas fort graves que vous employez ces jeunes mains. (Pag. 224.)

Vous vous plaignez de nouveau de ce que j'ai douté de l'authenticité de vos faits ; oui, j'en doute, et je puis le dire sans attaquer en rien votre caractère. Toutes vos observations et toutes celles de M. Devergie, ont été analysées par moi avec le plus grand soin ; hé bien, j'ai trouvé qu'elles manquaient des qualités nécessaires pour constituer des valeurs scientifiques, et je l'ai déclaré. Remarquez bien, je le répète, que j'ai pris les observations, abstraction faite du caractère scientifique et des antécédens de celui qui les avait recueillies ou publiées. En cela je n'ai pas entièrement fait mon devoir, selon un digne interprête de l'école de M. Louis. Voyez les articles remarquables que M. Marc d'Espine vient de publier tout récemment dans le Journal *hebdomadaire;* ce sévère critique ne demande pas moins qu'une enquête morale sur celui qui a fourni une observation. Hé bien, à votre égard, je m'en dispense, je vous crois dans l'erreur, mais tout-à-fait de bonne foi. Ici encore, Monsieur, je ne vous imite pas, car il me semble que parfois il vous est arrivé de laisser percer des soupçons assez malveillans qui, heureusement, portaient sur des consciences qu'il ne serait pas en votre pouvoir de noircir. En terminant vos notes, vous dites : « Je me suis trouvé jusqu'ici en présence d'adversaires puissans et nombreux.» Tandis que vous vous étiez plaint ailleurs de leur peu de consistance. Vous ne citiez que M. Laugier, M. Boinet et moi ; vous faisiez alors abstraction de M. Sanson. Ceci ne peut, en aucune manière, me blesser, et je pense que M. Boinet ne s'en formalisera pas plus que moi : mais il est tout à fait injuste de traiter aussi légèrement M. Laugier, homme grave, praticien estimé, maintenant à la tête d'un service chirugical important. Heureusement, comme je l'ai dit, vous parlez ensuite d'adversaires puissans, là notre confrère trouvera sa place. Vos contradictions sont de bons correctifs.

Il est temps de vous parler de mes fautes ; vous allez bien me gourmander dans votre prochaine édition ; car il m'est arrivé précisément ce qui est arrivé à vous et à M. Sanson, et quelque chose de pis. 1° J'ai sondé un malade qui avait un rétrécissement récent ; je l'ai franchi avec vos deux premiers numéros, je l'ai fait uriner ; le lendemain il a maudit le chirurgien et les cathéters, il est sorti de l'Hôtel

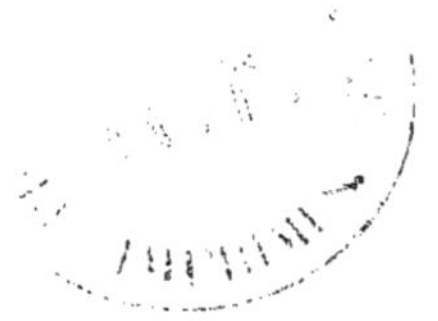

Dieu. 2° Un vieux soldat, plein de courage, traité par moi avec succès d'une orchite ancienne, avait aussi un retrécissement que j'ai franchi avec vos deux premiers numéros employés pendant deux jours de suite. Il était plein de confiance, il aimait beaucoup le séjour de l'Hôtel-Dieu; il avait mieux uriné qu'avant l'emploi de vos sondes et cependant il ne voulut pas en supporter une troisième application : c'est celui qui a demandé la mort et qui a pleuré en nous quittant. 3° Le malade qui nous avait été recommandé par M. Breschet, et que nous avions à cœur de traiter, avait une fistule dépendant d'un retrécissement que nous avons franchi avec votre premier numéro : nouveau refus, nouvelle fuite. 4° Celui-ci est le plus coupable, il avait plusieurs rétrécissemens portés au point de produire l'incontinence de l'urine, tous vos cathéters ont été employés, mais il est survenu une inflammation du col de la vessie et de l'urètre, qui a nécessité l'emploi énergique des antiphlogistiques : désertion. 5° Un dragon très peu sensible est sondé une fois pour un retrécissement à quatre pouces, votre premier numéro seul a été employé : fuite précipitée (1).

Voilà, mon cher confrère, les vraies dynamophobes. Oui, ils ont eu horreur de vos cathéters et ils les ont fui comme on fuit la mort. Je sais que vous avez osé accuser M. Sanson d'imprudence, de légèreté, etc. Que ne direz-vous point contre moi ? Je vais être coupable de cette désertion ; c'est mon inexpérience qui aura fait tout le mal. Vos reproches ne seront pas les seuls qui m'arriveront ; on me demandera ailleurs comment j'ai osé employer un moyen aussi dangereux et aussi généralement réprouvé. Je répondrai que ma conscience me l'a conseillé ; qu'après un mûr examen j'ai reconnu que votre méthode modifiée pouvait rendre de grands services, qu'il fallait pour cela l'expérimenter, que j'avais conseillé cette expérimentation et devais la faire dès qu'une

(1) Je possède toutes ces observations détaillées, je les publierai en temps et lieu

occasion favorable se présenterait. Je l'ai saisie, et quelque soit le résultat, je n'ai nullement à me repentir de ma conduite. J'ai cependant à déplorer une mort, et si j'étais vraiment un de ces adversaires chez lesquels vous aimez à trouver un défaut dont vous vous défendez très fort, il me serait facile de mettre tout-à-fait sur le compte de votre méthode un accident que, peut-être, elle n'a fait que provoquer. J'aurai occasion de publier ce fait avec tous ses détails; mais qu'il me suffise aujourd'hui de vous dire ceci : j'ai voulu sonder un vieillard qui avait un retrécissement, j'ai fait deux tentatives avec vos cathéters; un jour de repos a été laissé entre les deux cathetérismes, j'ai toujours été arrêté sous le pubis et jamais je n'ai forcé. Le dernier jour j'ai introduit votre N° 3 jusqu'au retrécissement, j'ai été arrêté de nouveau. J'ai retiré à l'instant le cathéter en disant aux élèves qui suivaient ma visite qu'il y aurait folie à d'insister, que ce serait vouloir compromettre la méthode et la vie du malade. Après la sortie du cathéter il s'écoule une certaine quantité de sang et le malade meurt dans la journée. Hé bien, mon cher confrère, mettez en présence de ce fait un homme prévenu, un de ces hommes dont l'âge ne peut redresser l'esprit, il en fera un tableau effrayant. Il accusera, vous, d'avoir inventé ces sondes, et moi de les avoir employées. Mais les bons esprits iront plus loin; ils voudront connaître l'autopsie qui nous a montré une lésion profonde de la prostate, une hypertrophie considérable des urétères qui étaient de plus enflammés d'une manière aigue et à un très haut degré. N'allez pas dire pour cela que le cathétérisme n'est pour rien dans cet accident; tout ce que vous pourrez alléguer c'est que des morts aussi promptes ont eu lieu après l'emploi de la cautérisation, après un simple cathetérisme, et après l'usage d'une très petite bougie.

Voilà, mon cher confrère, une bien longue lettre, et dont la lecture a dû singulièrement vous fatiguer; mais, comme elle est destinée à l'impression, elle pourra servir à vous procurer les délices de la publicité que vous semblez rechercher avec tant d'avidité; car à la page 48 et 49, vous vous plaignez amèrement du peu d'attention qu'on a donné à votre planchette, à vos ligatures en masse : à peine, dites-vous, si j'en entends parler; votre coton est aussi tombé dans un injuste oubli. « Que n'ai-je pas dit sur ce coton, vous écriez-« vous, et cependant, la charpie domine exclusivement par-« tout! » Il est vrai que cette domination exclusive de la charpie est un fait des plus graves, puisqu'il vous met dans des colères violentes ; c'est assurément elle qui nous a valu en partie une polémique aussi accablante que celle que l'on trouve dans vos notes, et que je vous pardonne de tout mon cœur.

Je suis, mon cher confrère, etc.

VIDAL (DE CASSIS).

P. S. Je pense que vous ne me rangerez pas parmi les hommes qui font partir *leurs coups de haut et dans l'ombre.*

www.ingramcontent.com/pod-product-compliance
Lightning Source LLC
LaVergne TN
LVHW052023160826
845678LV00003B/1181

* 9 7 8 2 3 2 9 6 4 0 3 8 9 *